BEI GRIN MACHT SICH IHR WISSEN BEZAHLT

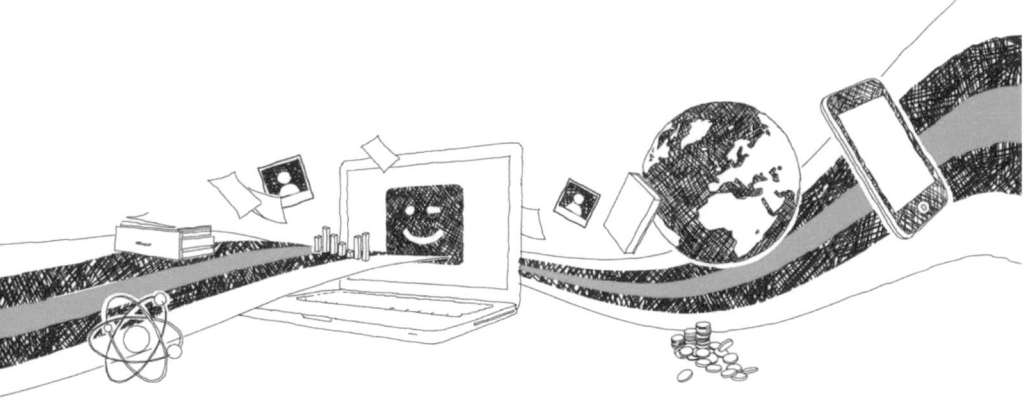

- Wir veröffentlichen Ihre Hausarbeit, Bachelor- und Masterarbeit

- Ihr eigenes eBook und Buch - weltweit in allen wichtigen Shops

- Verdienen Sie an jedem Verkauf

Jetzt bei www.GRIN.com hochladen und kostenlos publizieren

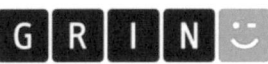

Bibliografische Information der Deutschen Nationalbibliothek:

Die Deutsche Bibliothek verzeichnet diese Publikation in der Deutschen National-
bibliografie; detaillierte bibliografische Daten sind im Internet über http://dnb.d-
nb.de/ abrufbar.

Impressum:

Copyright © 2016 GRIN Verlag, Open Publishing GmbH
Druck und Bindung: Books on Demand GmbH, Norderstedt Germany
ISBN: 978-3-668-23048-4

Dieses Buch bei GRIN:

http://www.grin.com/de/e-book/323310/die-wirksamkeit-aetherische-oele-bei-mrsa-
zusammenfassung-wissenschaftlicher

Monika Cirlea

Die Wirksamkeit ätherische Öle bei MRSA. Zusammen-
fassung wissenschaftlicher Studien

GRIN Verlag

GRIN - Your knowledge has value

Der GRIN Verlag publiziert seit 1998 wissenschaftliche Arbeiten von Studenten, Hochschullehrern und anderen Akademikern als eBook und gedrucktes Buch. Die Verlagswebsite www.grin.com ist die ideale Plattform zur Veröffentlichung von Hausarbeiten, Abschlussarbeiten, wissenschaftlichen Aufsätzen, Dissertationen und Fachbüchern.

Besuchen Sie uns im Internet:

http://www.grin.com/

http://www.facebook.com/grincom

http://www.twitter.com/grin_com

Hausarbeit

DONAU-UNIVERSITÄT KREMS
FACHBEREICH
PFLEGEWISSENSCHAFT

5. Universitätslehrgang für
Komplementäre Gesundheitspflege, Akademische Expertise
(KGP05)

LV: Public Health
Sind ätherischen Öle bei MRSA wirksam?

vorgelegt von
Monika Cirlea
am 29. Februar 2016

Inhaltsverzeichnis

Vorliegender Text ist eine Hausarbeit in Nachpräsenz zur Lehrveranstaltung Public Health. Es wird eine Forschungsfrage formuliert, dazu in wissenschaftlichen Datenbanken Artikel gesucht und die Ergebnisse zusammengefasst.

1 Einführung/Problemstellung

Übertragbare Krankheiten resultieren aus einer Interaktion zwischen Krankheitserreger, Übertragungsprozess, Wirt und Umgebung. Ziel der Epidemiologie ist die Aufklärung, wie es durch Infektionen zu übertragbaren Krankheiten kommt, damit Gegenmaßnahmen entwickelt, umgesetzt und evaluiert werden können. Faktoren der Infektionskette müssen bekannt sein, um wirksame Interventionen durchführen zu können. Wissen alleine reicht nicht aus. Die Pathogenität des Erregers weist auf die Fähigkeit hin, eine Krankheit auszulösen. Sie wird durch das Verhältnis zwischen der Anzahl der klinisch erkrankten und der Anzahl der exponierten Personen bestimmt. Die Virulenz ist ein Maß für den Krankheitsschweregrad. Die Infektionsquelle ist die Person oder der Gegenstand, von der oder dem der Erreger auf den Wirt übertragen wird. Es ist wichtig die Infektionsquelle und das Erregerreservoir zu kennen, um wirksame Kontrollmaßnahmen ergreifen zu können. Die Übertragung oder Ausbreitung infektiöser Erreger können direkt zum Beispiel durch Berührung, oder indirekt über die Luft, kontaminierte Gegenstände erfolgen.[1]

Obwohl Ärzte/Ärztinnen und Diplomiertes Gesundheits- und Krankenpflegepersonal in Hygiene ausgebildet sind, sind multiresistente Keime ein großes Problem in Krankenhäusern. Die Aufgabe der Beschäftigten im Gesundheitswesen ist, durch hygienisches Arbeiten, die Ausbreitung zu verhindern.

Prävention, das heißt vorzubeugen, ist der wichtigste Ansatz. Es wird auf der Pathogenese aufgebaut und betrachtet wie Krankheiten entstehen.[2]

Laut Gastmeier/Geffes treten pro Jahr gemäß Schätzung ca. 400.000 bis 600.000 Krankenhausinfektionen in Deutschland auf. Die meisten sind Wundinfektionen nach Operationen (ca. 225.000), Harnwegsinfektionen (ca. 155.000) und untere Atemwegsinfektionen (ca. 80.000), wovon Lungenentzündungen am häufigsten sind. Staphylococcus aureus ist einer der häufigsten Erreger von Krankenhausinfektionen. Ca. 11 % (ca. 55.000) der Krankenhausin-

---

[1] vgl. Bonita/Beaglehole/Kjellström, 2013, S. 189 ff.
[2] vgl. Grillich, 2015, S. 20

fektionen sind durch diesen Erreger verursacht. Ein Teil dieser Staphylococcus aureus-Erreger sind Methicillin (Oxacillin)-resistent und werden dann als MRSA bezeichnet. Pro Jahr treten in Deutschland ca. 14.000 Krankenhausinfektionen mit MRSA auf.[3]

Public Health beschäftigt sich mit dem Management von kollektiven Gesundheitsproblemen. Es geht um die Population, um eine Gruppe von Menschen und nicht um das Individuum.[4]

Das Robert Koch Institut zeigt, dass epidemische MRSA durch molekulare Typisierung erkannt und von sporadisch auftretenden Stämmen abgegrenzt werden können. MRSA sind Verursacher schwerer nosokomialer Infektionen wie Bakteriämie/Sepsis, Beatmungspneumonien und Wundinfektionen. Verlässliche Methoden zur Detektion von MRSA und ihrer Typisierung sind wichtige Voraussetzungen um Untersuchungen über Auftreten und Verbreitung von MRSA durchzuführen. Sie bilden auch Grundlage für lokale klinisch-mikrobiologische Primärdiagnostik und Aufklärung von Infektionsketten.[5]

Assadian berichtet, dass die Letalität systemischer Infektionen hoch ist. Nosokomiale Infektionen treten als Folge diagnostischer oder therapeutischer Maßnahmen auf, wodurch es zur Verlängerung der Krankenhausaufenthalte kommt. Für eine Primärprävention sind Kenntnisse der zugrundeliegenden Risikofaktoren, sowie Möglichkeiten der Sanierung eines S. aureus-Trägertums entscheidend. Der mikrobiologische Nachweis von S. aureus ist durch Abstrich einfach durchführbar. Innerhalb 24 bis 72 Stunden liegt das Ergebnis vor. Molekularbiologische Methoden können Ergebnisse nach zwei bis drei Stunden liefern und erlauben den Nachweis bestimmter genotypischer Resistenzgene. Ein Populations-basiertes Screening erfolgt zur Beurteilung einer Kolonisation mit MRSA und wird bei Aufnahme von Patienten, wenn Risikofaktoren vorliegen für eine MRSA-Kolonisation, bei Aufnahme in Risikobereichen, oder zur Abklärung von möglichen Streuquellen im Rahmen von Ausbruchsuntersuchungen, durchgeführt. Ob ein universelles Screening aller Patienten erfolgen soll, hängt von der epidemiologischen Situation und der üblicherweise vorherrschenden MRSA Prävalenz in der Population ab. Die rasche Identifikation eventuell unerkannter MRSA-Träger soll durch Einleitung von Isolier- und Sanierungsmaßnahmen dem Betroffenen, aber auch dem Schutz der nicht-kolonisierten Patienten dienen. Die epidemiologische Übertragungskette auf andere

[3] vgl. Gastmeier/Geffers, 2006
[4] vgl. Schwarz et al, 2003 zit. n. Grillich, S. 5
[5] vgl. Seedat/Marcus/Kiehl, 2007

Personen wird unterbrochen, was primärpräventiv zum Infektionsschutz der Gesellschaft beiträgt.[6]

In dieser Hausarbeit wird der Frage nachgegangen, ob ätherische Öle in der Behandlung von MRSA eine Wirksamkeit aufweisen.

2 Forschungsfrage

Das PICO-Schema wird für die Formulierung der Forschungsfrage verwendet.

P Population/Zielgruppe	Patient/inn/en mit MRSA-Infektion im Krankenhaus
I Intervention/Wirkung	Ätherische Öle
C Kontrollvariable	Placebo, herkömmliche Therapie
O Outcome/Wirkung	Reduzierung, Therapie

Tab. 1: PICO-Schema [7]

Die Forschungsfrage lautet: **Kann Teebaumöl MRSA-Infektionen im Krankenhaus reduzieren?**

3 Methodik in der Datenerhebung

Pubmed (24.1.2016)

#6	Add	Search **mrsa and essential oils** Filters: **Clinical Trial; Free full text**	2	11:00:26
#4	Add	Search **mrsa and essential oils** Filters: **Free full text**	23	11:00:19
#3	Add	Search **mrsa and essential oils**	90	10:59:40
#26	Add	Search mrsa Filters: Clinical Trial; Free full text; published in the last 5 years	97	11:17:56
#25	Add	Search mrsa Filters: Clinical Trial; Free full text	203	11:17:24

Mit Pubmed wurde eine relevante Studie von Blackwood/Thompson/McMullan et al gefunden, wo Teebaumöl bei MRSA-Infektion eingesetzt wurde, diese wird zusammengefasst.

Pubmed Suche vom 29.1.2016:

#3	Add	Search **antibacterial activity And oil** Filters: **Clinical Trial; Free full text**	2	06:09:59
#2	Add	Search **antibacterial activity And oil** Filters: **Free full text**	339	06:09:49
#1	Add	Search **antibacterial activity And oil**	1487	06:09:35
#15	Add	Search tea tree AND methicillin-resistant Filters: Abstract	34	06:20:17
#12	Add	Search tea tree AND methicillin-resistant	37	06:20:10
#13	Add	Search tea tree AND methicillin-resistant Filters: Free full text	11	06:19:07
#43	Add	Search mrsa AND essential oils Filters: published in the last 10 years	66	07:48:12
#32	Add	Search mrsa AND essential oils	90	07:47:16

---

[6] vgl. Assadian, 2015, S. 8-11
[7] vgl. Kleibel/Mayer, 2011, S. 30

Pubmed Suche vom 28.2.2016:

Search	Add to builder	Query	Items found	Time
#3	Add	Search (#1 AND MRSA) Filters: Abstract	11	14:47:08
#2	Add	Search (#1 AND MRSA)	12	14:44:44
#1	Add	Search melaleuca alternifolia	398	14:43:58

History — Download history Clear history

Von dieser Suche werden ein Abstract von Falci et al, und eine Studie von Edmondson et al, über Teebaumöl-Anwendung in MRSA positiven Wunden für eine Zusammenfassung auswählt.
Die Studien/Abstracts die später zusammengefasst werden, erscheinen aktuell und nachvollziehbar in der Beschreibung und im Ergebnis.

CINHAL

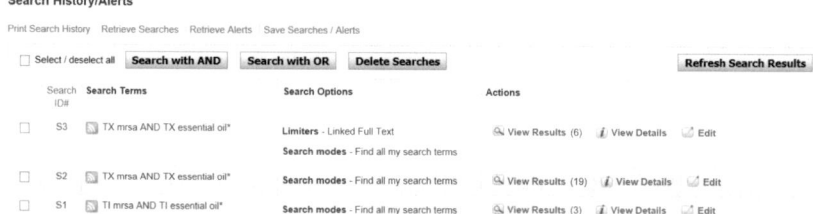

Mit Cinhal wurde ein relevantes Abstract gefunden.

OVID

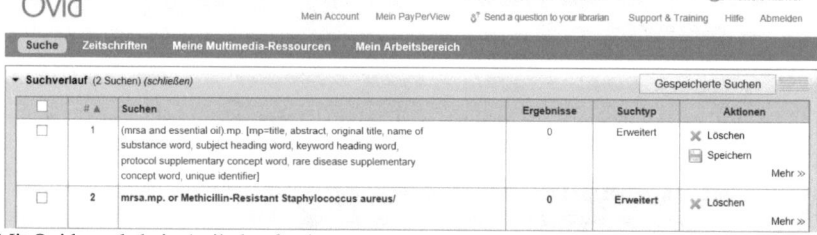

Mit Ovid wurde kein Artikel gefunden.

4

Das PICO-Schema wurde als Kriterium zur Auswahl der wissenschaftlichen Artikel herangezogen[8]:

	Ein-schränkungen	Einschlusskriterien	Ausschlusskriterien
Inhalt	P Population	MRSA	Kein MRSA
	I Wirkungsvariable	Ätherische Öle	andere komplementäre Methoden
	C Kontrollvariable	Placebo, oder konventionelle Therapie	
	O Ergebnisvariable	Reduzierung, Therapie	
Form	Publikationsart	Studien, wissenschaftliche Arbeiten	graue Literatur
	Zeitraum	2000-2015	vor 2000
	Sprache	deutsch und englisch	-
	Kulturraum	keine Einschränkung	

Tab. 1: PICO-Schema

4 Zusammenfassung der Inhalte

2012 wurde von Blackwood et al eine randomisiert kontrollierte Studie, zur Körperwaschung mit 5% Teebaumöl (Melaleuca alternifloria) versus Standardkörperpflegemittel (Johnson´s BabySoftwash®), zur Vorbeugung einer MRSA-Besiedelung der Haut bei schwer erkrankten Erwachsenen an der der Queen´s University Belfast, Irland durchgeführt. Die Datenerhebung erfolgte im Zeitraum von Oktober 2007 bis Juli 2009 auf zwei Intensivstationen (aus chirurgischen und TraumapatientInnen). An der Studie waren 445 TeilnehmerInnen beteiligt, wovon 54 von der Studie nach Beginn abgezogen wurden (30 wegen eines positiven MRSA-Screenings, 11 gaben kein Einverständnis, 11 waren nicht geeignet und bei 2 Personen traten Nebenwirkungen auf). 39 PatientInnen (10%) erlitten einen erneuten MRSA-Befall der Haut (JBS n=22, 11,2 %; Teebaumöl n=17, 8.7 %). Der Unterschied beim Prozentsatz der Wiederbesiedelung war nicht signifikant (P=0,50). Teebaumöl 5 % wurde in der Anwendung zwar von den PatientInnen sehr gut toleriert, jedoch kann aufgrund der Ergebnisse nicht festgestellt werden, dass Teebaumöl 5 % Körperwaschung im Vergleich zu Johnson´s BabySoftwash als vorbeugende Maßnahme zu MRSA-Befall der Haut geeignet ist.[9]

Falci et al führte 2015 eine Studie mit Melaleuca sp. Öl (Teebaumöl) durch, um den Effekt gegen Staphylococcus aureus beurteilen zu können. Es handelte sich um Wunden der unteren Extremitäten, die Antibiotikaresistent waren und S. aureus enthielten. 13 Reagenzgläser, die eine Mueller-Hinton Broth enthielten (ein mikrobiologisches Nährmedium, das Staphylococ-

---

[8] vgl. Kleibel/Mayer, 2011, S. 151
[9] vgl. Blackwood/Thompson/McMullan et al, 2013, S. 1193-1198

5

cus aureus testet) wurden verwendet, um die minimale Hemmkonzentration zu bestimmen (MIC). Die 14 Gläser beinhalteten 8; 4; 2; 1; 0,5; 0,2; 0,1; 0,05; 0,025; 0,0125 und 0,00625 %. Das 12. und 13. Glas diente als positive und negative Kontrolle. Die experimentelle Studie wurde über 18 Stunden, in 37 °C durchgeführt. Die minimale bakterizide Konzentration (MBC) wurde versucht herauszufinden, die in der Lage ist, alle Mikroorganismen zu eliminieren. Mittels MicroScan wurde S. aureus vom Gewebe einer Patientin, das Antibiotikaresistent war ausgewählt. Nach Identifikation wurde das Gewebe in die unterschiedlichen Gläser gefügt. Ergebnis war, die minimale Konzentration von 0,2 % Teebaumöl und die minimale bakterielle Konzentration von 0,4 %.[10]

Edmondson et al führt eine Studie über die antimikrobielle und antientzündliche Eigenschaft von Melaleuca alternifolia (Teebaumöl) durch und prüft, ob es bei MRSA (Methicillinresistenter Staphylococcus aureus) eingesetzt werden kann. Die erste Frage dieser unkontrollierten Pilotstudie war, ob Teebaumöllösung, wenn als Wundreinigungsverfahren angewandt, MRSA von akuten und chronischen Wunden unterschiedlicher Ätiologie dekolonisiert. Zweite Frage war, ob Teebaumöl die Wundheilung beeinflusst. 11 Personen mit Wunden, die mit MRSA befallen waren wurden in die Studie aufgenommen. Die Wunden wurden mit einer Wasser-Teebaumöl-Mischung (3,3 %) zu jedem Verbandwechsel gespült. Verbandswechsel wurden dreimal pro Woche oder täglich, wie notwendig und durch die „Study-nurse" erhoben, durchgeführt. Kein Teilnehmer war nach der Anwendung MRSA negativ. 8 der 11 behandelten Wunden begannen zu heilen und die Größe reduzierte sich. Es wurde ein Vermessung mittels Computer durchgeführt. [11]

5   Ergebnisse

Blackwood et al berichtet, dass kein signifikanter Unterschied zwischen den beiden Waschzusätzen JBS (Johnson´s Baby Softwash®) oder TTO (Teebaumöl-Waschseife Navabac®) besteht. Die Frage der Effektivität von Teebaumöl in der Prävention von MRSA bleibt unbeantwortet. Weitere Studien sind erforderlich, evtl. auch mit Lösungen, die in der Nase verab-

---

[10] vgl. Falci/Teixeira/Chagas et al, 2015, S. 401-406
[11] vgl. Edmondson et al, 2011

reich werden können, oder auch eingenommen werden können, um die Besiedelung in der Nase und im Sputum zu verringern.[12]

Falci et al kommt zu dem Schluss, dass Melaleuca sp. Öl antimikrobielle Eigenschaften gegenüber Stämmen, die in Wunden der unteren Extremitäten vorkamen und gegen mehrere Antibiotika resistent waren, aufweist.[13]

In der Studie von Edmondson et al wurde das erste Ziel der Studie nicht erreicht, das heißt es konnte nicht nachgewiesen werden, dass MRSA aus den Wunden dekolonisiert wird. Teebaumöl hemmt nicht die Heilung, die Mehrheit der Wunden war nach der Behandlung in der Größe reduziert.

Schluss

Wie aus den Studien und Abstracs ersichtlich, gibt es noch zu wenig Ergebnisse über die Wirksamkeit ätherischer Öle bei MRSA. Es gibt Abstracts, wo auf signifikante antimikrobielle Wirkung von ätherischen Ölen hingewiesen wird[14]. Teebaumöl hat antibakterielle und antientzündliche Wirkung. In Fallstudien und kleinen klinischen Studien wird von der Effektivität in der Therapie von Osteomyelitis und infizierten chronischen Wunden berichtet. Es sind größere Studien notwendig, um die Wundtherapie genauer zu untersuchen.[15]

---

[12] vgl. Blackwood/Thompson/McMullan et al, 2013, S. 1193-1198
[13] vgl. Falci/Teixeira/Chagas et al, 2015, S. 401-406
[14] vgl. Wilkinson et al, 2003, S. 76-81
[15] vgl. Halcón/Milkus, 2004, S. 402-8

Literaturverzeichnis

ASSADIAN Ojan (2015): Warum Screening sinnvoll ist. Herausforderung MRSA, Klinische Konsequenzen und die Möglichkeit von Sanierungsmaßnahmen bei Besiedelung mit Staphylococcus aureus. In: ÖKZ Extra: Hygiene, 56. Jg, Online unter URL: html://www.schafffler-verlag.com [Abfrage am 29.1.2016]

BLACKWOOD Bronagh, THOMPSON Gillian, McMULLAN Ronan, STEVENSON Michael, RILEY Thomas, ALDERDICE Fiona, TRINDER John, LAVERY Gavin, McAULEY Danny (2013): Tea tree oil (5 %) body wash versus standard care (Johnson´s Baby Softwash) to prevent colonization with methicillin-resistant Staphylococcus aureus in critically ill adults: a randomized controlled trial, In: Journal of Antimicrobial Chemotherapy, 68: 1193-1199

BONITA Ruth, BEAGLEHOLE Robert, KJELLSTRÖM Tord (2013): Einführung in die Epidemiologie, 3. Auflage, Hans Huber Verlag, Bern

EDMONDSON M, NEWALL N, CARVILLE K, SMITH J, RILEY TV, CARSON CF (2011): Uncontrolled, open-label, pilot study of tea tree (Malaleuca alternifolia) oil solution in the decolonisation of methicillin-resistant Staphylococcus aureus positive wounds and ist influence on wound healing, In: Int Wound J, Aug, 8 (4): 375-84

FALCI SP, TEIXERIA MA, CHAGAS PF, MARTINEZ BB, LOYOLA AB, FERREIRA LM, VEIGA DF (2015): Antimicrobbial activity of Melaleuca sp. Oil against clinical isolates of antibiotics resistant Staphylococcus aureus, In: Acta Cir Bras, Jun 30 (6):401-406

GASTMEIER P, GEFFERS C (2006): Nosokomiale Infektion in Deutschland: Wie viele gibt es wirklich? Eine Schätzung für das Jahr 2006, In: Deutsche medizinische Wochenschrift 2008, 133, 1111-1115, Georg Thieme Verlag KG Stuttgart

GRILLICH Ludwig (2015): Public Health I: Grundlagen und Kennzahlen, Skriptum zur Lehrveranstaltung an der Donau Universität Krems, 29.11.2015

HALCÓN L, MILKUS K (2004): Staphylococcus aureus and wounds: a review of tea tree oil as a promising antimicrobial, In: Am J Infect Control, Nov, 32 (7):402-8

KLEIBEL Veronika, MAYER Hanna (2011): Literaturrecherche für Gesundheitsberufe, 2. überarbeitete Auflage, Facultas Verlag, Wien

SEEDAT Jamela, MARCUS Ulrich, KIEHL Wolfgang (2007): Robert Koch-Institut, Epidemiologisches Bulletin Nr. 6, Aktuelle Daten und Informationen zu Infektionskrankheiten und Public Health, Online unter: URL: http://www.rki.de [Abfrage 24.1.2016]

WILKINSON JM, HIPWELL M, RYAN T, CAVANAGH HM (2003): Bioactivity of Backhousia citrodora: antibacterial and antifungal activity, In: J Agric Food Chem, Jan 1, 51 (1):76-81

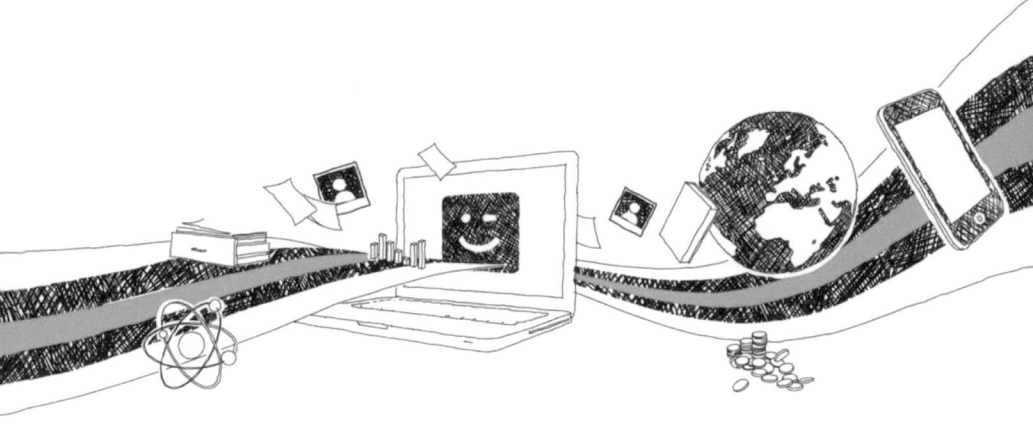
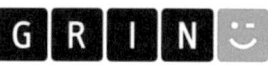